AF464992

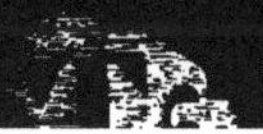

EXTRAIT

DE

MES TABLETTES D'OUTRE-MER,

OU

MÉMOIRE SUR DES MATÉRIAUX POUR SERVIR A L'HISTOIRE, LA STATISTIQUE ET LA TOPOGRAPHIE MÉDICALES DE LA VILLE DE SAN-LUIS-POTOSI ET SES ENVIRONS, DANS LA RÉPUBLIQUE MEXICAINE,

LU A LA SOCIÉTÉ DE MÉDECINE DE TOULOUSE, EN SÉANCE EXTRAORDINAIRE, LE 22 MARS 1851,

Par le Docteur DENCAUSSE.

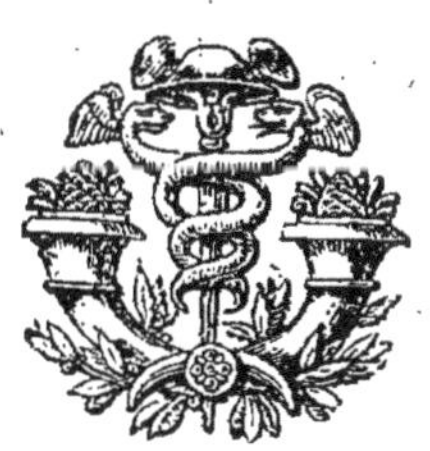

TOULOUSE,

IMPRIMERIE D'AUG. DE LABOUISSE-ROCHEFORT,

Rue des Balances, 43.

1851.

Destiné à la Bibliothèque nation.le
de la part de l'auteur
Dencausse
d.m.p.

A MON AMI,

Monsieur F.-J.-B. Champeaux, *chevalier de la légion-d'honneur, consul-chancelier de la légation de France au Mexique.*

Recevez, mon cher chancelier, la dédicace de cette dissertation médicale, comme une nouvelle preuve d'une amitié de longue date et d'un dévouement inaltérable.

P. DENCAUSSE, D. M. P.

Messieurs les membres de la Société de médecine, chirurgie et pharmacie de Toulouse.

Ancien élève des hôpitaux et de l'école de cette ville, j'avais à peine pris mes grades à Montpellier et à Paris que j'allai me fixer à l'étranger. C'est sous l'inspiration des travaux de votre Société, que j'appris dans ce local les premiers rudiments des sciences médicales. Plusieurs d'entre vous, déjà professeurs et hommes distingués, guidèrent mes pas chancelants, dans une carrière semée d'écueils, de difficultés et d'épines. Je vois d'autres membres, dans cette enceinte, qui furent mes condisciples, mes émules et mes amis, d'autres, enfin, plus jeunes collègues, que je considère comme ayant donné des preuves éclatantes de leur savoir, puisque la Société les a jugés dignes d'entrer dans son sein.

De retour dans ma patrie, je formai le dessein de mettre en ordre des notes éparses, et d'en composer un travail pour vous le soumettre. Il n'offrira que peu d'intérêt pour vous, habitués à traiter, tous les jours, des questions de haute portée scientifique. Il est le résumé de mes souvenirs d'outre-mer; je viens, aujourd'hui, vous en faire hommage, et si vous trouvez qu'il mérite d'être mentionné dans le compte-rendu de vos travaux académiques, recevez-le, Messieurs, comme un témoignage de vénération, d'amitié et d'estime.

P. D.

EXTRAIT

DE MES TABLETTES D'OUTRE-MER,

OU

Mémoire sur des matériaux pour servir à l'histoire, la statistique et la topographie médicales de San-Luis-Potosi et ses environs, dans la République Mexicaine.

Quæque vidi.

Nous abordons la plage Américaine. En laissant derrière nous cette partie du littoral, qui borne à l'est le golfe du Mexique, nous pénétrerons dans l'intérieur du territoire qui porte ce nom, et nous nous rendrons sur le plateau de ce continent, pour fixer notre attention sur la ville de San-Luis-Potosi et ses environs, sujet des considérations qui vont suivre. Mais avant d'entreprendre cette étude, et seulement à titre de préliminaires dont l'utilité sera justifiée plus loin, il est à propos de jeter un coup-d'œil rapide sur la constitution générale du pays.

Véracruz et Tampico sont les deux ports où débarquent, d'ordinaire, les européens qui vont au Mexique. Le premier se trouve situé au fond d'une baie, dont l'accès est dangereux en tout temps, très-difficile et parfois impossible, quand souffle le vent du nord. Il est le plus considérable et le plus ancien de ces parages; on y reçoit les marchandises destinées au marché de Mexico. La ville de Véracruz renferme dans son sein tous les éléments propres à la plus complète insalubrité. Le sol sur lequel elle est fondée, se compose essentiellement d'alluvions marines assises sur des rochers madreporiques (calcaires). Les ouragans, qui y règnent trois ou quatre mois de l'année et se prolongent jusqu'à la mi-avril, rejettent, sous ses murs, une quantité incalculable de débris organiques. Une température moyenne de 25° 4 dixièmes doit être attribuée, en grande partie, à la présence de collines arénacées sises du côté de la terre ferme. Des fortifications bastionnées, qui forment un mur d'enceinte, ne semblent être là que pour s'opposer à la libre circulation de la brise, si ardemment désirée à la chute du jour. Les soins de propreté recommandés ailleurs à l'inspection d'une police intelligente n'y sont confiés, à peu près, qu'à quelques centaines d'oiseaux de proie dignes, à tous égards, du culte qu'on leur rend. En faut-il davantage pour faire éclore les miasmes malfaisants dont on se plaint? Aussi les maladies n'y font pas défaut. Le *vomito prieto* y sévit toute l'année, et donne lieu, en s'exacerbant, à ces épidémies meurtrières, qui commencent dès le mois de mai, pour ne diminuer qu'à la fin de la saison des pluies, vers la mi-octobre. Il en résulte que pour une population de six à sept mille âmes, quatre pharmacies et neuf médecins suffisent à peine. Le vomito et les fièvres malignes attaquent avec autant de cruauté les Mexicains de l'intérieur, que les étrangers qui viennent par la voie de mer.

Il serait très-facile d'assainir cette ville, il suffirait pour cela d'abattre les murailles qui l'environnent et de leur substituer un canal qui vînt s'aboucher à la mer de part et d'autre. Les Américains du Nord, race Anglo Saxonne, le peuple le plus entreprenant du monde, songèrent à ce genre de désinfection, lors de la guerre avec le Mexique; mais comme il n'entrait pas dans leur plan de s'agrandir de ce côté, ils reculèrent devant les frais pécuniaires d'une semblable entreprise, profitable à une ville qu'ils ne voulaient pas garder.

Tampico date d'hier. La ville est supportée par un mamelon, à demi-lieue de la mer, sur la rive gauche de la rivière dite le *Panuco*. Heureusement exposée à l'est et au sud, elle domine les eaux qui coulent lentement à ses pieds; et malgré des esterres ou lagunes profondes qui occupent des terrains immenses à l'entour, le vomito s'observe rarement dans ce port, mais il est facile de prévoir que les fièvres intermittentes y font beaucoup de victimes. Deux pharmacies et quatre médecins satisfont les besoins de 4,000 âmes, non compris la population flottante.

La campagne de Véracruz n'est qu'un désert constitué par un sable mouvant, les abords de Tampico offrent l'aspect d'une riche végétation de forêts, peuplées d'arbres toujours verts, parmi lesquels se font remarquer les citroniers sauvages et autres productions caractéristiques des pays les plus chauds. La température moyenne ne dépasse pas 19° 3.

Les marchandises importées dans ce port sont internées sur San-Luis-Potosi ou lieux environnants. Leur transport se fait à dos de mulet.

Pour le but principal que nous nous proposons et qui est celui d'atteindre un des étages supérieurs de la Cordilière, il est indifférent de prendre pour point de départ l'un ou l'autre de ces deux ports. Chemin faisant, les objets présentent le même aspect, les mêmes phénomènes dans les systèmes organisé et inorganique. Quant à la civilisation, les pays qu'on parcourt sont distincts, paraissent même ne pas appartenir au même continent; mais l'observateur attentif ne s'y méprend pas, il y voit la même nature. De Véracruz à Mexico tout abonde, de Tampico à San-Luis tout manque, pour ce qui regarde un voyage d'agrément.

Si nous traçons sur une carte géographique, faite avec quelque soin, une ligne en latitude de Véracruz 19° 11, en la prolongeant sur la capitale de Mexico, et que d'autre part nous en traçions une seconde en latitude de Tampico par 22° 12, en la terminant à San-Luis par latitude 22° 6, il est évident que nous aurons un espace bien circonscrit, lequel touche aux confins de la zône torride au nord; sa partie la plus basse est baignée par les eaux du golfe, tandis que sa partie la plus élevée repose sur un des étages supérieurs des Cordilières. Il ne serait d'aucun avantage, pour nous, de suivre les voyageurs qui ont visité ces contrées dans les divisions arbitraires qu'ils en ont données. Trois, quatre, cinq étages ou plus qu'ils veulent bien y trouver, ne sont qu'autant d'oiseuses productions de leur part.

Pour nous, nous avons rencontré tant de plates-formes à ce long et pénible escalier que nous serions tenté de faire, si nous nous en mêlions, des étages par centaines. M. de Humboldt, cet infatigable observateur, avait une fin, pour fixer son travail, de le diviser en trois étages. Le premier de 0 à 600 mètres, comprend les plantes et corps organisés qui ne naissent et ne croissent que sous l'influence d'une atmosphère chaude, équatoriale; la seconde de 600 à 2,000 mètres donne abri à ces êtres qui, pour vivre et se multiplier, ont besoin d'une terre tempérée; la troisième va mourir à la limite des neiges éternelles.

Dans la région qui nous occupe, deux étages doivent uniquement fixer nos regards; nous les désignerons volontiers sous le nom de *basses terres* et de *hautes terres.* Les premières abritent, dans leur sein, les plantes marines le long de la côte, les plantes intertropicales dans le reste de leur étendue; les secondes sont ou peuvent être la patrie de la plupart des végétaux, que vous connaissez dans vos climats d'abord, et d'autres qui leur sont particuliers.

Cette question de géographie botanique a été si bien traitée par l'illustre écrivain que nous citions naguère, qu'il serait téméraire de la débattre ici. Nous ne saurions passer outre, cependant, sans reconnaître les services importants rendus à la science par les Hernandez, Cavanilles et Cervantes, et les lumières qu'on peut puiser auprès des R. Pavon et des Ortega.

On doit avouer, lorsqu'on a lu à peu près tout ce qui a été écrit dans ces derniers temps sur cette région, que les voyageurs qui ont étudié le Mexique au point de vue scientifique, n'ont fait que suivre la voie que M. de Humboldt a ouverte, et qu'ils sont, à son égard, ce que le glaneur est après la moisson.

Quoiqu'il en soit et quelle que soit d'ailleurs la richesse et la fécondité des terres basses, elles ne sont pas peuplées en raison de leur extension. Sur le littoral, la race africaine rarement dans son état primitif y domine. C'est aux individus de couleur qu'est confiée le peu de culture qu'on y pratique, ils sont les hommes de peine des ports maritimes.

Il est dans ce vaste bassin, sur les rives du Panuco et ses affluents, relevant des Etats, dont les capitales sont sur les hautes terres, une contrée dont le nom est la *Huasteca*. Pays marécageux par excellence, très-propre à la culture du riz et de la canne à sucre. Sur les collines bien exposées on préfère celle du maïs, de la batate. Le Bananier croit spontanément. Les habitants sont des Aborigènes appartenant à la race cuivrée. Ces indiens se multiplient peu, sont très-indolents, peu sobres, superstitieux et conservent encore 350 ans après que la civilisation européenne a pénétré dans les grandes villes d'Amérique, leurs mœurs, leurs habitudes, leur langage, voire même leur constitution primitive. Ils ont des gouverneurs pris dans leur tribu qui servent d'intermédiaire dans leurs relations avec les autorités locales.

Nous nous sommes souvent demandé si la salsepareille de Tampico, qui jouit à bon droit d'une grande réputation en Europe, au détriment de celle qu'expédie Véracruz, ne doit pas cette prééminence au soin que ces indiens prennent à sa récolte. Nous nous en sommes informé, et le vrai de la chose est que ces habitants qui possèdent la Huasteca, depuis bien avant la conquête, savent très-bien distinguer les meilleures sortes de salsepareille de celles qui sont inférieures en qualité. Si l'on s'est plaint quelquefois de la salsepareille venue de Tampico, il faut l'attribuer à ce que trois ou quatre maisons allemandes, qui y entretiennent des comptoirs, en font de grandes expéditions pour Hambourg et les autres villes Anséatiques, et choisissent probablement les meilleures sortes.

Une autre circonstance à laquelle il faut attribuer la supériorité à laquelle a droit cette salsepareille, est, sans doute, le mode de son chargement. Les bâtiments remontent la rivière et se rendent au point de son desséchement ou du moins fort près. Celle *dite de Véracruz* est mise en dépôt, où elle reste sous des hangars exposée aux intempéries, à l'air humide et salé de la mer plus ou moins long-temps; il peut arriver même que des mois entiers se passent avant de pouvoir trouver un débouché qui facilite son exportation.

Les bois de teinture abondent dans cette région. Des cargaisons en partent tous les ans pour subvenir en partie aux besoins des manufactures d'Europe.

La vanille, qui constitue un des aromates les plus recherchés par nos confiseurs, crémiers et autres industriels, croit spontanément dans ces basses terres : elle en est originaire. On donne beaucoup de soin à la culture de celle qu'on expédie. Elle y forme une branche importante de spéculation commerciale. Véracruz a joui long-temps du monopole de l'expédition de ce produit. Aujourd'hui, Tampico et le petit port intermédiaire de Tuspan partagent, parfois, cet heureux privilège.

Le Jalap qui doit son nom à la ville de Jalapa, située à quatre-vingt-dix milles de Véracruz, est encore de notre domaine. Le liseron qui le fournit n'est pas seulement indigène des environs de Jalapa. On le retrouve dans toute l'étendue des lignes isothermes du bassin des terres chaudes. Véracruz continue à fournir le Jalap aux besoins de la consommation. Avant que le Mexique n'eût conquis son indépendance, les pharmaciens espagnols renouvelaient tous les ans l'entrée de cette denrée dans leurs officines. On avait reconnu que la plus récente possédait des propriétés purgatives plus énergiques et donnait rarement lieu aux tranchées que provoque souvent cette substance employée chez les malades, dont la fibre nerveuse est facilement impressionnable. Nous avons connu deux médecins mexicains qui n'en voulaient pas d'autre pour purger leurs malades, pourvu qu'ils fussent doués d'un tempérament lymphatique, chez ces constitutions, comme ils le disaient très-bien, où tout marche à l'état passif.

Nous ne pouvons nous dispenser de mentionner comme appartenant à cette partie basse du revers oriental des Cordillères, le gayac, la cévadille, l'arbre à la vache, le caoutchouc provenant de l'*Hevea Guianensis*, l'encens, le médicinier, dont les semences nous donnent le croton, très-connu dans le pays pour ses propriétés éminemment purgatives. Les Aborigènes en font usage dans le cas où les fonctions intestinales ne se réveillent en présence d'aucun autre agent purgatif.

Le tabac qu'on y récolte n'est pas estimé. Il s'y multiplie outre mesure; car, soit le peu de soin qu'on met à élever cette plante, soit faute d'intelligence de la part des indiens de la Huasteca, on le rejette généralement du marché mexicain pour son arôme peu agréable et son action irritante sur la muqueuse bucco-respiratoire. Aussi, pour le moment, cette contrée ne peut songer à l'exportation de ce produit.

La plus grande partie du sucre qui se consomme dans les villes et autres centres de populations de l'intérieur appartient au versant oriental et provient des basses terres. La canne à sucre exige un sol très-humide et une haute température. Le Mexique n'en exporte pas; d'après des nouvelles plus récentes, on songerait aujourd'hui à faire de ce produit un objet d'échange avec les Californies.

On y récolte aussi le riz en suffisante quantité pour les besoins locaux et le marché des environs. Les contrées où il se plaît doivent être très-abondamment pourvues d'eau et partant malsaines. Aussi y voit-on grand nombre de fièvres intermittentes, bilieuses et gastriques qui prennent souvent les caractères graves de la typhoïde.

Parmi les animaux malfaisants on remarque les Maringouins, très-nombreux le long des estuairres, surtout et doublement incommodes par leur sifflement et leur piqûre, des reptiles vénimeux tels que le Serpent à sonnettes, les vipères de toutes variétés, la Tarentule, le Scorpion, etc. A l'exception des plaies envenimées causées par la morsure du serpent, nous n'avons pas eu à nous occuper des soins qu'entraîne l'action malfaisante des autres. Nous n'en dirons pas autant de la piqûre occasionnée par un insecte appelé *Nigua* dans les pays espagnols. C'est la chique des colonies françaises, le *Pulex penetrans* des naturalistes. Lorsque le voyageur parcourt la région des basses terres et qu'il ne prend pas la précaution de disposer sa couche dans un lieu sec et à l'abri de toute immondice, il se voit exposé à la piqûre de cet animal. On ne sent d'abord qu'une démangeaison produite par son introduction sous les ongles des orteils ou l'épiderme des talons. Cette puce reste engourdie quelques heures, quelques jours même, se repaît à son aise et prend un accroissement considérable; du sixième au douzième jour, rarement plutôt, quelquefois plus tard, il en résulte une plaie envenimée qui, se compliquant de l'inflammation de l'orteil, d'une partie ou de la totalité du pied, peut empêcher le malade de vaquer à ses occupations, une ou deux semaines, et donner naissance, quelquefois, à des symptômes excessivement graves.

On se prémunit contre la piqûre de cet insecte en voyage, par une grande propreté et par l'emploi du tabac, soit en lotions, frottement ou fumigations. Si l'on s'aperçoit à temps de sa présence, son extraction est facile et peu douloureuse dans les premiers moments de son introduction, alors qu'il n'a pas encore atteint un volume considérable.

Les deux hôpitaux de Véracruz et de Tampico n'ont d'importance que lorsque le gouvernement de Mexico maintient des garnisons nombreuses dans ces deux places, ce qui arrive rarement, si ce n'est dans le cas de prévision d'une guerre avec l'étranger.

Il existe aux environs de ces deux villes, vers les limites des basses terres aux pieds des Cordilières, beaucoup d'eaux minérales. Les malades de Tampico, chez lesquels les hommes de l'art croient nécessaire l'usage des thermes, sont dirigés sur ceux qui sont fondés à *Villa de Valles*. Non loin de ce dernier endroit, vers le nord nord-est, se fait remarquer une montagne isolée au milieu d'une vaste plaine. Son nom (*gigante*) montagne gigantesque et sa structure schistoïde ont pu induire certains voyageurs à la considérer comme une œuvre d'êtres fabuleux, mais sa nature est évidemment basaltique. Si nous en prenons note, c'est seulement à cause d'une erreur propagée à cet égard dans quelques traités de géographie moderne.

Ainsi que nous nous en sommes expliqué, à mesure qu'on s'avance des bords de l'Atlantique vers l'intérieur, les accidents du terrain, les collines et les vallons, les escarpements et les plaines ne sont pas tellement compassés, qu'ils autorisent l'établissement sur des bases naturelles d'un nombre plus ou moins considérables d'étages fixes. Il n'est pas rare de voir une colline sans importance aboutir à une plaine d'un immense horizon, un plateau insignifiant succéder à une montée rapide, à un véritable escarpement.

Les phénomènes les plus frappants dans la marche ascensionnelle, qui nous porte vers le sommet des Cordilières, se manifestent dans le changement de raréfaction de l'air atmosphérique; d'étape en étape, si l'on s'observe avec attention, il est réellement facile de percevoir, sans avoir recours au baromètre ou tout autre instrument de physique, l'action toujours croissante de ses modifications sur l'économie animale.

Qu'on fasse le trajet de Véracruz à Mexico, ou de Tampico à San-Luis, les choses se passent de la même façon, les mêmes influences atmosphériques se retrouvent toujours dépendantes de deux ordres de causes générales, la température et la pression.

Dans ce long et pénible passage des terres basses au plateau supérieur, les transpirations pulmonaire et cutané tendent à s'équilibrer sans cesse, ou tout au moins à se remplacer mutuellement. Heureux les voyageurs qui ne paient pas un tribut aux débats que se livrent entre elles ces deux fonctions vitales. Je n'ai pas été de ce nombre. J'ai fait deux fois ce voyage, par des voies différentes. Connaissant les résultats de la transition subite d'un climat chaud à un climat froid, d'une terre basse à une terre élevée, je pris toutes les précautions exigées en pareille circonstance; je me couvris convenablement; le voyage se fit partie en litière, partie en voiture; rien ne manqua à mes subsistances de bouche. Eh bien! je n'en fus pas moins attaqué d'un épistaxis qui me tint en alarmes trois jours dans le premier cas, et d'un coriza qui se terminant par une bronchite, ne dura pas moins de trois semaines dans mon second voyage.

Mais hâtons-nous d'arriver à notre destination. . . . .
. . . . Nous y sommes.

La ville de San-Luis-Potosi, dont nous avons signalé plus haut la latitude, est située par 103° longitude de Paris. Sa position dans la zône torride pourrait faire supposer à *priori* qu'elle jouit d'un climat très-chaud et qu'elle est susceptible de productions et disposée aux maladies propres de la température intertropicale proprement dite. Cette donnée envisagée d'une manière isolée conduirait à une grave erreur. Il n'en est rien; sa grande élévation au-dessus du niveau de la mer, son voisinage des montagnes plus ou moins élevées, qui font toutes partie du grand système des Cordilières, atténuent d'une manière frappante la chaleur excessive qui règne le long de la côte; la plaine qui lui sert d'assiette se relie par des vallées, des collines et des montagnes secondaires à cet immense plateau que nous connaissons déjà sous le nom de hautes terres. Le sol y est aride et composé de terrains sédimentaires transportés là par les eaux pluviales nulles en hiver, rares ou insignifiantes en temps d'orages. En général les rivières alimentées par des sources manquent dans les hautes terres; on n'y voit que des torrents, qui se creusent à leur passage des lits accidentels et donnent lieu à des débordements, dont on reconnaît aisément l'origine. C'est à la réunion de ces torrents, qui suivent le cours de quelques filets permanents d'eau vive, qu'un voyageur attribue les premiers éléments du fleuve le Panuco, que nous avons vu, non loin de Tampico, se jeter dans la mer.

Il est évident que San-Luis touche de près la cime du revers oriental de cette région d'Amérique, puisque toutes les eaux des environs, quelle que soit leur origine, vont se rendre dans le golfe du Mexique, et qu'à une faible distance du côté de l'ouest, on ne tarde pas à franchir une montagne peu élevée relativement à notre plaine, et l'on foule déjà des terres appartenant au versant occidental des Cordilières; ce qui se démontre par la direction de ses eaux vers l'Océan pacifique. Une remarque curieuse à faire c'est que, dans cette partie du continent américain, la crête des deux versants Est et Ouest de la *Sierra Madre* se trouve, à peu de chose près, à égale distance des deux Océans.

Nous ne suivrons pas les historiens dans leurs travaux, touchant les premières années de cette ville ; il nous suffira de savoir que, peu de temps après la conquête de ce pays par Hernan Cortez, une colonie d'Aborigènes Thlascaltèques (1) vint fonder un établissement agricole dans un de ses faubourgs qui subsiste encore, sous la direction de quelques missionnaires franciscains, qui furent très-utiles, à cette époque, aux espagnols dans leurs possessions américaines.

Comme toutes les villes récentes du continent américain, San-Luis-Potosi est bâtie régulièrement ; ses rues tirées au cordeau se dirigent du sud au nord, et de l'est à l'ouest ; elles sont bien percées, larges, pavées en grande partie et munies de trottoirs; par ces circonstances sagement réunies, la ventilation y est facile et le piéton à l'abri de l'envahissement des véhicules de toute espèce ; aussi a-t-on rarement à enregistrer des accidents de ce côté. Ajoutons que les cochers pris parmi les indigènes de race mélangée sont d'une dextérité parfaite ; les maisons y sont construites dans le genre moresque, la plupart rez-de-chaussée, toutes en plate-forme. On a pris avec raison, depuis quelque temps, le soin d'en exhausser le sol, à cause des atterrissements que les alluvions produisent d'une manière tellement notable que, sans cette circonstance, un édifice bâti de nos jours se trouverait, dans 200 ans, bien au-dessous du sol environnant.

Un mot seulement sur la constitution civile, militaire et reli-

(1) M. l'abbé Brasseur de Bourbourg, ancien aumônier de la légation et de la colonie française à Mexico, prépare en ce moment (mai 1851) un ouvrage qui promet d'être remarquable. Cet ecclésiastique, grâce aux recherches faites dans les manuscrits nombreux des couvents et des bibliothèques publiques et privées de la République mexicaine, va jeter une vive lumière sur l'origine asiatique des nations qui ont peuplé cette partie d'Amérique.

Si les travaux entrepris à ce sujet répondent à la préface que M. Brasseur en a donné, ils ne tendent à rien moins qu'à prouver que des Chaldéens y émigrèrent 935 ans environ avant l'ère chrétienne.

gieuse. Capitale de l'Etat qui porte son nom, San-Luis est le siége d'un gouverneur, d'un congrès législatif, d'un préfet qui n'est en réalité qu'un commissaire de police avec la prérogative de présider les séances municipales, d'un conseil de ville (*ayuntamiento*), quatre officiers municipaux, qui sous le nom d'*alcaldes* rendent la justice dans les causes de simple conciliation. Elle maintient trois magistrats comme juges unitaires pour autant de tribunaux de première instance. Une cour suprême de justice composée de neuf membres qui jugent en dernier ressort toutes les affaires civiles, criminelles et politiques; un tribunal de mines, une cour de commerce, une maison de monnaie, une manufacture de tabac, et une école à la Lancaster.

Le gouverneur en personne, le congrès, le conseil municipal, et les divers tribunaux en corps prennent le titre d'excellence; le préfet et autres employés secondaires celui de seigneurie.

Le culte catholique est le seul toléré publiquement. Il est desservi par un nombreux clergé, tant séculier que régulier; les religieux astreints aux règles du cloître appartiennent à l'ordre des Franciscains, de la Merci, des Augustins et des Carmes; les Jésuites s'y étaient bien installés aussi, mais en 1769, le roi d'Espagne décréta leur expulsion de tous ses domaines; dès-lors l'édifice qu'ils occupaient fut déclaré propriété de l'Etat, et devint un collége d'instruction secondaire, ce qu'il est encore aujourd'hui. Cette société savante, outre une magnifique bibliothèque, qui a été complètement détruite par les désastreuses révolutions, avait fondé à San-Luis, un cours de physique et de chimie appliquée aux arts, tel qu'on pouvait le faire à cette époque.

Le service militaire est subordonné à un commandant général, qui ne reconnaît d'autre chef immédiat que le ministre de la guerre. Il n'est pas employé de l'Etat, il relève du gouvernement de la confédération.

La population de cette ville, y compris les faubourgs, est de 32,000 habitants environ; leur division en trois catégories est la plus naturelle. Les blancs, soit Européens, soit Créoles, entrent pour 1/3 à peu près; la race cuivrée, l'Américaine proprement dite, ne contribue pas pour plus de 1/6, le reste est absorbé par la race mélangée. L'esclavage n'ayant pas existé d'une manière permanente dans les hautes terres, la race Africaine pure n'entre pour rien dans notre dénombrement; il n'en est pas de même dans la classe des hybrides. L'alliance des races primitives entre elles a donné naissance à la moitié de la population du Mexique ; elle tend à se généraliser depuis l'avénement du système républicain dans les colonies Hispano-Américaines, la loi n'établissant aucune démarcation entre les individus d'origine distincte. Sous la domination Espagnole, les curés de paroisse, seuls chargés de l'état civil, étaient tenus d'enregistrer avec soin la couleur de l'enfant présenté au baptême. A San-Luis, ainsi que nous nous en sommes assuré, ils le signalaient en marge des registres, le plus souvent par induction, comme blanc, indien, noir, mulâtre ou métis, suivant qu'il fût issu de parents blancs, soit Européens, soit Créoles, d'individus de la race noire ou d'aborigènes pur sang, ou qu'il provînt du croisement de ces races.

Les mésalliances étaient stigmatisées dans certaines localités des possessions espagnoles, sous le gouvernement de la métropole ; à telles enseignes qu'on donnait le nom de *Salta-atras* (pas rétrograde) à des enfants issus de mariages mal assortis. Ce désaveu de la société était d'autant plus inique qu'on ne mettait en jeu, par cette marque flétrissante, que l'être innocent qui ne s'était pas inquiété de venir au monde ; ce préjugé n'existait peut-être pas dans toute sa rigueur dans notre ville, mais nous avons des données qui nous portent à assurer qu'il avait cours dans les environs.

Il paraît résulter d'observations faites sur des familles bien connues, et suivies avec beaucoup de constance par un de nos amis, homme aussi consciencieux que modeste, que règle générale, la couleur cuivrée mongolique s'efface complètement dans la quatrième génération, pourvu que dans chacune d'elles l'un des conjoints appartienne à la race blanche.

Au demeurant, ce qu'on peut énoncer en thèse générale,

c'est que les nuances physiques impriment leur sceau particulier aux goûts, facultés, penchants et caractère moral des habitants. Tandis que les indiens et les sujets d'origine mixte s'adonnent aux travaux agricoles ou manuels de toute espèce, les Européens et les Créoles exploitent le commerce ou les branches industrielles analogues; les Européens ne prennent aucune part active aux révolutions, les gens de couleur en sont les instruments, les Créoles en profitent.

Les professions libérales sont au pouvoir des blancs, ou des métis, les aborigènes purs ont pour apanage les arts mécaniques, ils manifestent une aptitude innée pour l'exercice de ceux qui réclament des efforts d'imitation, tels que la musique, la peinture, le dessin. L'invention n'est pas de leur ressort.

La femme, terme moyen, est nubile à 13 ans (1), accouche facilement, est féconde, et vieillit plus vite que l'homme; elle est douce dans ses mœurs, prévenante par caractère, et d'un bon ton naturel dans ses relations sociales. Douée d'un tact exquis, l'éducation la mettrait, à peu de frais, au niveau de la femme la mieux élevée de l'ancien continent.

L'homme entre dans sa puberté à 14 ans; ses facultés intellectuelles, et ses passions, sont plus précoces qu'en Europe. On y voit des poètes charmants, mais peu de profonds penseurs.

La longévité est proverbiale chez l'indien, le créole se traîne long-temps sous ce climat, l'européen y dépérit avant l'âge.

D'après un recensement opéré dans l'Etat en 1842 par ordre du gouvernement, le nombre des femmes est à celui des hommes ce que 5 est à 3. Nous ne saurions à quoi attribuer le peu de mariages qui se célèbrent dans la classe élevée, si ce n'est à la prédominance du sexe ou aux frais de premier établissement beaucoup plus considérables qu'en Europe.

(1) Les lois civiles et canoniques fixent l'âge nubile à 12 ans, pour les femmes, et 14 pour l'homme. Partageant l'opinion émise par plusieurs confrères mexicains, nous pensons que la législation doit être modifiée sous ce rapport.

L'aliment constitue pour l'homme le premier de ses besoins. Malgré l'aridité du sol, et l'absence des conditions propres à la culture des environs immédiats, la ville est abondamment pourvue par tous les points du département et des états limitrophes. On peut aisément, à l'aide d'une personne intelligente, se donner le plaisir d'une table copieusement servie, moins ces accessoires inutiles qu'on recherche si avidement en Europe. La vigne n'étant pas cultivée dans ces parages, comme elle pourrait l'être, passons sous silence le vin et toutes les liqueurs qui en dépendent. L'usage n'en est pas général, nous l'achetons fort cher, le plus souvent mauvais, au commerce d'importation, qui nous l'offre comme du Bordeaux ou du vin d'Espagne. Il serait oiseux sans doute de nous étendre longuement sur le compte du bœuf, du porc, du mouton, des volatiles domestiques et silvestres dont notre marché abonde en toute saison. Si nous annotons le manque presque complet du poisson, c'est que nous n'en sentons pas le besoin, l'église Espagnole dans son indulgence toute maternelle a presque entièrement supprimé le carême, et si elle a conservé les quatre-temps qui viennent de loin en loin s'interpoler dans le calendrier mexicain, c'est pour nous rappeler les jours d'abstinence et l'usage du poisson qui nous est expédié des côtes maritimes et des lagunes sises dans les hautes terres. Nos marchandes aux quatre saisons ont le double avantage de réunir sous la halle construite tout récemment, sous les auspices d'un de nos gouverneurs les plus désintéressés, les légumes des régions tempérées, aux fruits que voit éclore, croître et mûrir, le soleil brûlant de la zône torride.

En tête des aliments que nous fournit le règne végétal, se présentent ceux que nous empruntons aux céréales, tels que le riz, le froment, le maïs. Les procédés pour mettre à profit les fécules du riz et du blé sont les mêmes dans notre ville que ceux généralement adoptés dans le reste du globe. Aussi nous contentons-nous de les signaler par manière d'acquit.

Le maïs au contraire mérite, de notre part, une mention spéciale, à cause de son origine américaine d'abord et puis à cause des manipulations particulières que lui font subir les Mexicains en général.

La culture de cette céréale est trop connue pour qu'elle puisse donner lieu à quelque remarque.

On fait avec les graines de maïs des galettes qui, sous le nom de *tortillas*, apparaissent sur la table du pauvre et du riche indistinctement, comme élément de première nécessité. C'est avec le haricot noir, le *sine quâ non* d'un repas, non-seulement dans notre ville mais encore dans presque tout le Mexique. Avant de préparer la pâte qui doit entrer dans la confection de ces galettes, on soumet les semences de gros millet à une macération de quelques heures dans l'eau de chaux ; on les broie sur une pierre consacrée à cet usage; enfin, on malaxe la pâte qui en résulte en forme de gâteaux plus ou moins minces, que l'on fait cuire sur des plaques d'argile supportées par un trépied et chauffées au préalable. Ces semences servent à faire une polenta qu'on a confondu à tort, sous le nom d'*atole*, dans quelques traités *ex professo*, avec une liqueur spiritueuse enivrante dont les Américains sont très-friands. La bouillie de maïs, mêlée avec parties égales de chocolat et cuit à propos, forme chez nos habitants une nourriture saine, analeptique et d'une digestion facile pour les estomacs délabrés. Mais un procédé pour la conservation de ce gruau, emprunté par les Espagnols aux indigènes, lors de la conquête, procédé encore suivi par les Indiens sauvages, consiste dans la torréfaction légère du maïs écrasé en guise de farine grossière, et son mélange avec parties égales de sucre. Muni de cette fécule, le voyageur obligé d'entreprendre de longs voyages à travers de vastes savanes inhabitées, trouve dans son camp, au moment de faire halte, une substance alimentaire, restaurante et facile à condimenter.

Nous avons omis à dessein d'énoncer la part que prennent les espèces ovine et caprine considérées, tant sous le rapport alimentaire, que relativement à la spéculation commerciale que fait notre marché de leurs dépouilles. Nous leur consacrerons un petit souvenir, le sujet en vaut la peine; tous les ans, vers la fin de l'automne, de riches éleveurs des hautes terres dirigent sur notre ville de nombreux troupeaux de chèvres et brebis que leur âge rend impropres à la reproduction et qu'ils ont engraissées à cet effet. Elles passent dans des abattoirs spéciaux, le suif qu'on en retire est consommé en partie sur les lieux, le reste est expédié sur divers points de la République. De leur côté, les viandes soit séchées au soleil, soit frites et séparées de toute la portion adipeuse, sont livrées à la consommation de la classe ouvrière; ces viandes, comme on le pense bien, sont malsaines, indigestes et produisent un grand nombre d'affections dans les voies gastro-intestinales. Beaucoup de diarrhées, de dyssenteries, de choléras sporadiques n'ont pas d'autre provenance.

Le nombre des têtes assommées seulement à San-Luis, année commune, s'élève à plus de cent mille. Ceci me rappelle un fait qui prouve jusqu'où peut aller la force de l'habitude. J'ai plusieurs fois visité un riche propriétaire foncier des environs, chez lequel j'allais de temps en temps passer quelques jours de relâche. Pendant mon séjour dans un de ses domaines, je me suis amusé bien souvent à voir des pâtres, doués tout au juste de l'intelligence qu'il faut pour soigner les nombreux troupeaux qu'on leur confie, compter en quelques secondes un troupeau de 1,800 à 2,000 têtes, et donner en tous points, le cas échéant, le signalement de celles qui manquaient.

Le piment entre dans tous les mets de nos habitants, tantôt à titre de simple condiment, souvent comme partie principale. La généralité emploie le piment annuel, qu'on cultive en grand dans les environs; les personnes dont le sens du goût est blasé par l'habitude ont recours à l'espèce dite de la Jamaïque, l'européen se contente du gros piment doux d'Espagne.

La batate ou patate douce, et la patate commune dite pomme de terre, que nous ne devons pas confondre, puisque la première appartient à la famille des convolvulacées et la seconde à celle des solanées, entrent accidentellement dans la nourriture de la population. La race indigène semble rejeter la pomme de terre, quoiqu'elle soit originaire d'Amérique, et qu'elle croisse spontanément dans les campagnes de San-Luis, ainsi que nous nous en sommes assuré maintes fois. Nous nous sommes demandé s'il ne serait pas opportun, aujourd'hui qu'on se lamente sur la maladie de ce précieux tubercule, d'aller au plutôt le puiser à la source pour le transplanter de nouveau.

Nous ne pouvons passer outre sans rendre hommage à la mémoire d'un fruit qui, par son abondance, donne à San-Luis une grande renommée dans la confédération mexicaine. Ce fruit du nopal, de la famille des cactées, est très-répandu dans la campagne ; il y croît sans culture. Doux ou aigrelet, rouge ou jaunâtre, suivant les individus dont il provient, armé d'aiguillons ou d'un simple duvet il affecte quelque ressemblance avec la figue et porte dans le pays le nom de *tuna*. L'arbre qui le produit se plaît tellement dans les domaines d'alentour, qu'à la saison on évalue à plus de 20 charretées la quantité qui entre tous les jours en ville. Il existe tels propriétaires, trois ou quatre à notre connaissance, qui se font de ce produit une rente annuelle de 20 et 30 mille francs. Ce n'est pas seulement en nature pour son agréable saveur et ses effets nutritifs et raffraîchissants qu'on utilise la tuna. L'industrie agricole sait encore en obtenir par des moyens convenables un vin médiocre, un liquide spiritueux et une matière sucrée qui prend une consistance sirupeuse ou solide par une décoction plus ou moins concentrée.

La cochenille, originaire du Mexique, n'est pas élevée dans l'état de San-Luis. On pourrait l'y introduire avec avantage; celle dite *silvestre*, reconnaissable à distance au duvet cotonneux qui la recouvre, vient spontanément dans différents cactus de nos jardins et de notre campagne, comme nous nous en sommes assuré dans nos excursions hors ville. Du reste, sans sortir du rayon de la République Mexicaine, comme tout le monde sait, la culture de ce précieux insecte se pratique en grand dans l'état d'Oajaca, qui en a fait long-temps un commerce très-lucratif.

Passons aux boissons. Elles viennent tout naturellement prendre place à côté des aliments solides, dont elles complètent la puissance nutritive. Parmi ces agents, l'eau siège sans contredit au premier rang. La ville de San-Luis n'est pas favorisée sous ce rapport; elle a des eaux potables de qualité inférieure; elles proviennent presque toutes des puits que possède chaque maison bien installée du centre de la ville. Comme elles passent à travers des couches siliceo-calcaires, elles empruntent à la nature du terrain des sels qui les rendent très-séléniteuses. Toutes, sans exception, sont impropres à dissoudre complètement le savon, cuisent imparfaitement les légumes, nous ajouterons même, les matières animales. On leur préfère, avec raison, les eaux pluviales aérées qu'on laisse déposer ou qu'on filtre pour les débarrasser des substances terreuses qu'elles tiennent en suspension. Aussi la ville entretient-elle dans une gorge située à quelque distance, un étang en forme de réservoir où viennent s'accumuler les eaux torrentielles, au temps des pluies, et un aqueduc pour les conduire. Mais cette mesure insuffisante par son exiguité, ne répond pas aux besoins de la population. Il est à croire que la génération actuelle portera sur ce point capital toute l'attention qu'il mérite, et qu'elle donnera suite au projet conçu par notre ami, le sénateur P. Arriaga et comp^e^.

A San-Luis, comme dans le reste du Mexique, on ne se doute pas généralement qu'on détruit en partie l'état séléniteux de l'eau commune, en ajoutant à certains légumes, les haricots par exemple, un production minérale connue sous le nom de *Tequesquite*. Cette substance, qui n'est autre chose que du sous-carbonate de soude impur, provient de la dessication des eaux des lagunes, est blanc sale, cristallise en losanges, se trouve dans le commerce en grandes quantités et sert dans l'industrie à la fabrication du savon.

Telle qu'elle est, l'eau pure est la boisson ordinaire de nos habitants. Une chose notable, et qui nous a souvent frappé, c'est qu'ils n'en boivent qu'une fois dans un repas, avec le soin de faire précéder par un mets sucré quelconque, le verre d'eau qu'ils avalent d'un trait. Cette opération clôt irrévocablement leur repas, et si par hasard un Européen, peu fait à cette habitude, se permet de leur passer un nouveau mets, ils répondent par ces mots, en s'accompagnant d'un geste gracieux de remercîment : « J'ai bu de l'eau. » Il n'y a plus à insister.

Les personnes dont les organes digestifs ne s'accommodent pas de l'usage de l'eau, suppléent au manque de vin par une boisson spiritueuse fournie par l'agave Américain, plante cultivée sous nos murs. Les indigènes retirent du collet de ce végétal le suc qui lui est particulier, le soumettent à la fermentation pendant quelques heures, et le jettent sur le marché. On donne à cette boisson le nom de *Pulque.* L'enivrement auquel le pulque donne lieu, est analogue en tous points à l'ivresse provoquée par les liqueurs qui n'ont pas atteint tout le degré de fermentation dont elles sont susceptibles. En distillant ce liquide, tandis qu'il est encore en fermentation, on en retire un esprit (*mesçal*) qui, mélangé à l'eau en proportions voulues, a quelque analogie avec le gin des Hollandais.

L'art de guérir est exercé à San-Luis et autres populations du Mexique, par des médecins Créoles et accidentellement par des Européens. Ceux-ci ne se fixent d'une manière définitive dans un point quelconque du nouveau monde, que lorsqu'ils y sont retenus par des alliances ou des propriétés. Il est par trop dur de quitter son pays, sans espoir de retour.

Quoique gradués par les Universités étrangères, les médecins arrivant dans cette contrée sont tenus de subir des examens qui prouvent leur capacité. Ils sont astreints aux mêmes épreuves que les nationaux; ils jouissent, une fois admis, des mêmes prérogatives. Les obligations à l'égard de la société, les charges vis-à-vis de l'Etat sont égales sous tous les rapports. Il n'existe pas dans notre ville d'école de médecine. On a songé dans le temps à en établir une; elle y serait très utile en considérant les choses au point du vue philanthropique, car les petites localités des départements occidentaux de la confédération manquent de médecins. Lorsqu'un candidat se présente, le gouvernement nomme un jury spécial pour procéder à sa réception. Il se compose de quatre médecins et d'un pharmacien. Les pièces à produire sont, pour l'étranger, le diplôme de l'Université à laquelle il appartient, dûment légalisé par le consul chancelier de sa légation, et un certificat de catholicisme. Ce dernier document se borne à constater l'identité et prouve que le propriétaire du diplôme est issu de parents catholiques. Pour les nationaux, un certificat d'études prescrites par les lois et règlements du pays. Le candidat subit trois épreuves orales et écrites sur toutes les branches de l'art de guérir. S'il est admis, on lui délivre son titre en lui faisant prêter, la main droite appuyée sur les évangiles, en termes précis, un serment touchant les devoirs à remplir dans l'exercice de sa profession. A quelque différence près, les formalités sont les mêmes à Mexico, et dans toutes les capitales des Etats. Depuis quelque temps, le titre délivré par les jurys des Etats, n'est valable que pour exercer dans l'étendue de sa circonscription.

Les jeunes gens qui se destinent aux études médicales dans ce pays, doivent avoir, outre un titre correspondant au baccalauréat-ès-lettres, une connaissance suffisante de la langue française. Il ne peut en être autrement chez une nation où les ouvrages qui ont trait à la science, sont presque tous écrits en cette langue. Il n'est pas étonnant pour le même motif que le Mexique, comme la plupart des Républiques Hispano-Américaines indépendantes, soit le reflet de l'école française.

Il y a peu d'années, la médecine et la chirurgie se trouvaient pratiquées par des hommes distincts : aujourd'hui, ces deux branches des sciences médicales sont cultivées par le même praticien. On voit encore au Mexique des médecins et des chirurgiens très-recommandables d'ailleurs, formés par l'ancienne Université Espagnole. Cette distinction que des statuts nouveaux ont fait disparaître, n'altère en rien la considération à laquelle ils ont droit auprès de leurs jeunes confrères, pour leur savoir et leur expérience.

La petite chirurgie, dans la pratique civile, se trouve invariablement livrée aux phlébotomistes, connus sous le nom peu harmonieux de *Sangradores*.

D'après un usage établi sous le gouvernement espagnol, les

médecins continuent à formuler en latin ; c'était anciennement dans la Péninsule une des prérogatives des médecins proprement *dits*, qu'on distinguait des chirurgiens appelés *médecins à langue romane*, précisément pour ce motif.

Quoiqu'il en soit, l'intervention médicale est jugée nécessaire à San-Luis-Potosi, dans les hôpitaux, la junte de salubrité, la visite des prisons, les tribunaux, la vaccine, le recrutement, les exhumations, etc, en dehors, bien entendu, des occupations journalières de l'assistance publique.

Nous avons deux hôpitaux, l'un civil, entretenu par des rentes qui lui sont particulières, plus un supplément alloué par le conseil municipal, et l'autre consacré aux malades de la garnison, entièrement soumis à l'administration militaire. L'hôpital civil reçoit les prisonniers des deux sexes, lorsque leur état exige les soins du médecin, ou bien les blessés qui ont à démêler avec la justice, la cause et les frais de leurs blessures. Nous avons fait la remarque qu'à l'exception de ces deux classes, très-peu d'habitants, quelque malheureux qu'ils soient, sollicitent l'entrée à l'hôpital, tandis qu'ils ne se font pas faute de réclamer le bénéfice de la consultation gratuite.

L'établissement civil se trouve desservi par un médecin. Il réunit les deux services de médecine et de chirurgie, aidé dans son travail par un interne et trois ou quatre élèves. Avant la proclamation de l'indépendance (1821), cet hôpital, à l'instar de presque tous ceux de la République, était entre les mains des religieux de l'ordre de Saint-Jean ; aujourd'hui la domesticité se compose de laïques à la solde de la ville. Hors les soins médicaux confiés à un de mes amis, homme d'un mérite réel, le service en général laisse beaucoup à désirer. On s'est flatté quelque temps de pouvoir en confier la direction intérieure à des sœurs hospitalières, mais les fonds insuffisants n'ont pas permis encore de les y appeler.

Le nombre des malades fournis, ainsi que nous l'avons énoncé, par les maisons de détention, varie de 90 à 100. Lorsqu'une épidémie se déclare dans les prisons, le nombre peut s'accroître d'une manière notable et indéterminée. Néanmoins, si cet hôpital se trouvait suffisamment pourvu, il aurait trois ou quatre cents malades de la population pauvre de la ville.

Nous avons remarqué, et cela saute aux yeux de tous les voyageurs, que sous le gouvernement espagnol, les maisons de bienfaisance, outre qu'elles étaient rares dans les colonies, n'étaient jamais riches; tandis que les couvents étaient nombreux et d'une opulence excessive. Pour en juger, il suffit de savoir qu'à côté de ce misérable hôpital, à San-Luis, se trouve un couvent appartenant aux Carmes qui possédaient, dans cette province, plusieurs millions de francs en biens-fonds.

Tous les cadavres des personnes qui ont succombé à la suite d'un assassinat ou d'autres causes de mort violente, et dont les tribunaux ont à s'inquiéter pour les débats judiciaires, sont transportés à l'hôpital civil et soumis à l'inspection médicale. Dans les 24 heures, ou plutôt, si le cas l'exige, le médecin envoie son rapport au juge compétent. C'est peut-être à cette circonstance que la partie nécessiteuse de la population, pleine de préjugés, rapporte la répugnance qu'elle éprouve d'entrer à l'hôpital. Voilà du moins ce qu'un grand nombre d'indigents que nous traitions à domicile nous faisaient remarquer, lorsque nous leur proposions l'admission dans cet établissement.

L'hôpital militaire est sous la direction d'un médecin qui a rang de lieutenant-colonel. Il appartient d'ordinaire à la hiérarchie militaire. Nous avons compris que le service de santé dans la République Mexicaine, sauf les modifications que les révolutions engendrent tous les jours, est constitué de la manière suivante : Un chef du service qui a porté des noms divers; il réside à Mexico avec le grade de général de brigade; des professeurs de l'école d'instruction, qui ont rang de colonels, et d'autres officiers de santé qui sont gradés à l'avenant.

Le nombre de malades à l'hôpital militaire de San-Luis est subordonné à celui de la garnison. Quant à la fourniture des médicaments, elle passe à l'adjudication dans les deux hôpitaux.

Les blessures par instruments tranchants et les affections syphilitiques sont à peu près les seules qu'on observe dans ces hôpitaux. Comme la plupart de ces blessures constituent des solutions de continuité le plus souvent légères et des plaies récentes, leur traitement n'offre rien de particulier. La bénignité du climat joint à la position sociale des blessés, dont le moral s'affecte peu de ces accidents, fait que les blessures se cicatrisent avec une rapidité surprenante. En thèse générale, les plaies y guérissent d'autant plus promptement que les pansements sont plus éloignés les uns des autres. C'est une observation importante, quand on examine la durée d'une blessure sous le rapport médico-légal.

La thérapeutique des maladies syphilitiques donnerait lieu à des aperçus dignes d'intérêt. Nous ne pouvons entreprendre de longs développements à son égard, les bornes que nous nous sommes tracées ne nous permettent qu'une rapide digression.

Les préparations hydrargiriques, les sudorifiques et les dépuratifs végétaux font la base du traitement, les autres agents métalliques n'y entrent que d'une manière exceptionnelle. Le sublimé corrosif ou le métal en nature, dans les pillules bleues, sont administrés de préférence par voie interne. La moindre contre-indication du côté des voies digestives fait rejeter ce mode d'administration pour lui substituer la méthode iatraleptique, laquelle compte dans notre ville de brillants succès. Lorsque les médecins de l'Ecole Espagnole dirigeaient ces hôpitaux, tous les malades auxquels l'usage du mercure paraissait convenir, étaient soumis à ce genre de traitement. Ils le portaient jusqu'à la manifestation du ptyalisme chez la majorité des sujets, et s'il faut ajouter foi à leurs observations qui ne nous paraissent pas entachées de mauvaise foi, aucun symptôme ne résistait à ce moyen héroïque.

Les patients allaient, pour consolider la cure, passer les premières semaines de leur convalescence dans une basse terre, où quelques bains sulfureux, pris aux eaux thermales, les mettaient à l'abri de toute rechute. Cette conduite si sage est encore religieusement suivie par les membres de la nouvelle Ecole, lesquels ne croient s'être acquittés de leur tâche qu'après en avoir donné le conseil à leurs malades. Pour terminer ce paragraphe, il est bon de savoir que les patients étaient astreints à une diète peu commune; on leur permettait seulement, pendant que duraient les frictions mercurielles, quatre à cinq onces de bouillie de gruau de maïs chaque cinq heures. Le reste du traitement ne diffère en rien de ce qu'en disent les ouvrages *ex professo*, à l'exception de cette circonstance, savoir : que les frictions mercurielles étaient confiées à un tiers et qu'elles duraient toujours une heure, quelle que fût la dose de l'onguent mercuriel.

Les pays d'outre-mer qui parlent la langue espagnole, n'ont pas réglementé la vigilance que la police exerce en Europe sur les femmes de mœurs équivoques, ce qui doit favoriser la propagation de la syphilis, et augmenter partant le catalogue de leurs misères.

La junte de charité et de salubrité publique est une institution qui rendrait de grands services à la population de notre ville, si les travaux qu'elle ébauche toujours à l'approche d'une épidémie, étaient poursuivis dans des séances périodiques. Elle se compose d'un officier municipal qui la préside, du curé de la paroisse du centre appelé à donner des éclaircissements pour tout ce qui a trait à son ministère, d'un médecin qui remplit les fonctions de conseiller assesseur dans les matières concernant l'hygiène publique, et d'un nombre indéterminé d'habitants pris dans les diverses classes de la société.

Le médecin se trouve en contact avec les divers tribunaux pour leur prêter ses lumières, touchant les questions de médecine légale. C'est presque toujours par écrit qu'il développe les renseignements qu'on lui demande. Suivant le genre de cause agitée, il rédige ses idées sous forme de rapports, de certificats, ou de mémoires. N'ayant pas à sa disposition d'ouvrage adapté à la législation locale, il puise forcément ses inspirations auprès des auteurs français, qui se sont occupés de toxicologie et de jurisprudence médicales. C'est une lacune que ne tarderont pas à remplir probablement les médecins indigènes perfectionnés à l'Ecole de Paris, à l'exemple des membres du collège de pharmacie, auxquels la République Mexicaine est redevable d'une pharmacopée, qui, sauf quelques erreurs de typographie, satisfait au but que ses auteurs se sont proposé.

La conservation de la vaccine est confiée à un chirurgien dans notre ville capitale de l'état. Dans les petites localités elle se trouve sous la surveillance d'un médecin, et à son défaut sous celle d'un phlébotomiste. Le mode de propagation s'obtient par l'inoculation du virus de bras à bras, du virus conservé entre des verres appropriés ou des croûtes varioliques qu'on recueille avec beaucoup de soin chez les enfants dont les boutons n'ont pas été mis à contribution.

La présence du médecin dans les prisons, son avis dans le recrutement de l'armée, et son assistance aux exhumations, sont purement accidentelles. Sa visite est réclamée dans les maisons de réclusion, lorsque l'état d'un ou plusieurs détenus exige le transport à l'hôpital qui, en définitive, peut être considéré comme une véritable succursale des prisons.

Depuis qu'on ne fait plus des églises un lieu de sépulture pour le commun des fidèles, les habitants de quelque influence qui désirent y déposer les restes mortels d'une personne, dont le souvenir leur est cher, formulent une demande au prélat diocésain, qui leur accorde la translation cinq ans après le décès (1). Outre ce cas et les exhumations judiciaires qui doivent y être bien rares, le médecin est quelquefois requis pour donner son opinion touchant l'établissement de nouveaux cimetières, sur une des populations de l'Etat.

Nous avons à San-Luis cinq pharmacies dirigées par autant

(1) Qu'il me soit permis de remercier publiquement les religieux de l'ordre de Saint-François, d'être venus me prodiguer des consolations à l'époque du plus cuisant chagrin de ma vie. Je leur sais gré, surtout, d'avoir compris qu'ils ne pouvaient répondre d'une manière plus délicate, à mon amitié pour eux, qu'en m'offrant dans la chapelle privilégiée de leur église, une tombe pour la mère de mon enfant.

d'hommes capables et passablement scrupuleux dans l'exécution de nos ordonnances. Ils s'adonnent fort rarement au Mexique, à la confection des préparations magistrales; quelques-uns d'entre eux possèdent la connaissance de la langue française, et nous avons d'autant plus confiance en ces derniers, qu'il est impossible, dans l'état actuel, de pénétrer bien avant dans les secrets de la science, sans consulter les ouvrages écrits en cet idiome, qui passe avec raison à l'étranger pour être l'interprète médiat ou immédiat du monde savant.

Les médicaments sont fournis à nos pharmaciens par le commerce d'importation, et proviennent presque tous des fabriques de produits chimiques d'Europe ou des Etats-Unis. Depuis quelques années, néanmoins, on a commencé à en fabriquer à Mexico à l'exemple de quelques étrangers. Les pharmacies sont soumises à des visites ordonnées par les autorités locales. Ces visites devraient relever toutes du conseil de santé de Mexico, et être faites dans tous les Etats à des époques déterminées. Les pharmaciens et les chimistes de ces régions pourraient tirer de grands avantages de la position que le créateur leur a départie dans le globe.

Le nombre des pharmacies nous a paru insuffisant à notre arrivée sur le plateau Mexicain. Nous nous sommes mépris; l'envahissement de la doctrine physiologique d'une part et la quantité d'herboristes de l'autre, leur font une concurrence ruineuse. Il est curieux de voir dans toutes les villes de l'intérieur, de bonnes femmes venir au marché étaler aux yeux des passants toutes sortes de fleurs, fruits et herbages dont elles débitent, en manière de consultations, les propriétés spécifiques aux patients. Elles en ont pour chaque maladie, voire même pour chaque symptôme. Il en est encore un grand nombre qui se rendent à domicile chez les indiens qui leur donnent toute leur confiance: car, autant la classe élevée aime à s'entourer de l'avis d'un médecin sage et éclairé, autant l'aborigène proprement dit les réclame peu, et s'il arrive qu'il y ait recours comme à un moyen extrême, c'est pour savoir si le malade a long-temps à vivre.

Nous avons indiqué dans le cours de ce mémoire, la latitude de San-Luis, et partant son climat *astronomique*. Tout serait dit sur ce point, si nous n'avions énoncé en même temps, combien l'ensemble des circonstances extérieures modifient sa nature dans cette partie de la zône torride. Nous exprimerions mieux notre pensée, en la formulant par cette proposition, savoir : le climat astronomique ne concorde pas avec le climat topographico-médical, proprement dit; l'accessoire l'emporte sur le principal. Or le principal, généralement parlant, serait la position géographique de la localité; l'accessoire, les influences atmosphériques qui transformant son caractère climatérique, lui donneraient un aspect appartenant à toute autre région qu'à celle qu'elle occupe dans le globe.

La température, caractère primordial d'un climat aux yeux du médecin, est très variable dans la vallée de San-Luis, sauf deux ou trois mois, du 15 avril à la fin de juillet. — Les observations météorologiques, que nous avons notées avec soin, depuis le mois de mars 1838, à la fin de cette même année, interrompues forcément en 1839 et 1840, reprises en 1841 et 1842, nous mettront à même de fixer la moyenne de son élévation d'une manière approximative. — La première partie de ces observations fut consignée dans un rapport que nous rédigeâmes (1) en espagnol sur l'invitation du gouvernement mexicain, et qui fut reproduit plus tard, en France, par quelques journaux de médecine.

Abstraction faite des diverses causes modificatrices de la chaleur et ne considérant que les phénomènes thermométriques, tout nous porte à ranger les mois dans l'ordre suivant : janvier, décembre, février, novembre, mars, octobre, avril, septembre, août, juillet, mai, juin.

Les mois de décembre et janvier constituent l'hiver sous ce

(1) Relacion del estado sanitario y atmosférico de la capital de San-Luis-Potosi, desde 1° de Marzo hasta 30 de setiembre de 1838, por Pedro Dencausse, Dr en medicina.

parallèle; des gêlées blanches rares dans les deux mois précédents, des pluies tombant en gouttelettes fines, si bien désignées par le terme castillan d'eau-neige *(aguasnieves)*; des brouillards passant parfois, quoique bien rarement, à l'état givreux et disparaissant au contact du plus mince rayon solaire; des vents d'Est Nord-Est d'autant plus froids qu'ils ont à traverser pour arriver à nous des cimes couvertes de givres, nous dénotent toute la rigueur de la saison. Il neige fort rarement dans la plaine; dans dix ans nous croyons avoir vu neiger deux fois, le dégel complet survenant 48 heures après, au plus tard. Les montagnes qui nous circonscrivent ne sont pas aussi bien partagées.

Le thermomètre R. exposé au Nord-Est, à l'ombre, hors de notre habitation, a marqué pendant les deux mois d'hiver pour sa moyenne à 8 heures du matin 6°, à midi 11° et à 7 heures du soir 9°. — Nous en exceptons les jours de neige et les nuits jusqu'après le lever du soleil, car la température a pu baisser jusqu'à 0 et peut-être au-dessous.

Les orangers fleurissent dans la belle saison, leurs fruits peuvent même murir à une époque plus avancée, mais périssent en pleine terre, dans nos jardins hors ville, lorsqu'on les laisse exposés aux éléments pendant les nuits d'hiver. Ces fruits conservent toujours une saveur aigre, et l'on n'y peut vraiment cultiver que le bigarradier à oranges amères. Les maisons n'ont d'autre cheminée que celle destinée aux usages culinaires. Depuis peu d'années les européens en ont garni quelques-uns de leurs appartements, et les indigènes à leur exemple propagent ce moyen calorifère.

Les mois de mai, juin et juillet sont les plus chauds de l'année. Le soleil passant par notre zénith lance ses rayons perpendiculairement sur nos têtes. La chaleur y est excessive dès les premières semaines de mai. Aux abords de midi, on respire une atmosphère embrasée. Si par hasard des affaires urgentes vous appellent au voisinage, vous longez des rues désertes, en foulant un sol de feu, tandis qu'à cette heure du jour, pas un souffle de brise, qui paraît quelques heures plus tard, pas une goutte d'eau, qui n'est pas de cette saison, ne viennent raffraîchir l'atmosphère de cette fournaise ardente. — Ajoutez à cela que chez des constitutions particulières, la mienne est de ce nombre, la transpiration cutanée, loin d'être mise en action, paraît être supprimée et ne répond pas aux besoins du moment.

Ces chaleurs extrêmes dans les mois de mai, juin, ne sont atténuées par aucun élément pendant 4 ou 5 heures du jour. Mais elles ne pourraient être permanentes; l'air atmosphérique échauffé outre mesure et raréfié par la présence du soleil aux environs du zénith deviendrait promptement mortel, s'il n'était équilibré par celui qui, plus froid, provient, au déclin du jour, des contrées plus voisines du pôle. N'est-elle pas, en effet, une émanation providentielle, cette brise qu'on attend avec tant d'impatience lorsqu'on est sur les lieux, et qui rappelle de si doux souvenirs, lorsqu'on s'en est éloigné? oui elle suggère toujours des souvenirs, elle inspire quelquefois des regrets. N'est-elle pas la période la plus féconde en émotions de tout genre dans la journée de la vie coloniale?.....

Vers la mi-juin, la brise n'est pas le seul agent modificateur de la température dans notre climat; des pluies plus ou moins considérables commencent à lui prêter leur concours. Nous reviendrons tout-à-l'heure sur ce point, mais fixons auparavant la température moyenne que nous a signalé le thermomètre R. pendant ces trois mois.

Observé et placé dans les conditions que nous avons indiquées plus haut, cet instrument s'est élevé le matin à 8 heures à 17° — 17° 1|3, et 17° 1|4, à l'heure de midi, à 23 1|2 23 1|8 23 1|4.

Les autres sept mois jouissent d'un degré thermal proportionnel à celui des mois dont ils sont les intermédiaires.

Voilà donc établi, ce nous semble, tout au moins d'une manière très approximative, la température moyenne de cette partie du plateau mexicain. — Nous pousserions plus avant nos recherches, nous pourrions même obtenir un résultat mathématique, si notre intention était d'assigner à notre vallée une place dans le cadre des lignes isothermes dont on s'est occupé dans ces derniers temps. Si notre travail avait été entrepris dans ce but, nous aurions dû nous étayer bien souvent des savantes remarques de M. de Humboldt, qui a débattu cette question avec toute la justesse de son esprit. — La tâche plus modeste de médecin topographe nous dispense d'envahir un sujet qui n'est pas le nôtre.

La saison des eaux, connue dans les colonies françaises par la dénomination d'*hivernage*, porte chez nous celle de *temporal*, eaux du temps. Sans elle pas de végétation possible, aussi l'époque de son retour annuel est-elle une grande question pour les habitants de tous les pays chauds, comme pour les étages supérieurs du Mexique, où la culture du maïs en grand ne peut se passer de son influence. Tel est le motif, sans doute, pour lequel notre municipalité observant strictement le formulaire du catholicisme espagnol, renouvelle tous les ans des prières publiques à sa sainte Madone. Lorsque les pluies manquent ou que leur apparition éprouve du retard, on voit les plantes se faner, et mettre en émoi la population prolétaire par l'imminence d'une disette subséquente. C'est pour obvier aux désastres de la saison retardataire que des propriétaires fonciers établissent à grands frais, dans l'endroit le plus propice de leurs domaines, une digue (1) qui retient un amas d'eaux pluviales tel qu'il suffit chez certains d'entre-eux à l'irrigation artificielle de plusieurs lieues carrées de terrain. Il existe au centre des hautes terres, des bassins qui paraissent avoir la faculté d'attirer les pluies, d'autres au contraire et la plaine de San-Luis est de ce nombre, celle de les repousser. Les campagnards de notre bassin en ont la conviction profonde, et s'en plaignent généralement : Il est même de

(1) Les dépenses qu'entraînait l'établissement de certaines de ces digues étaient si considérables, que des familles ennoblies par lettres patentes émanées du Roi d'Espagne, fondaient sur elles le titre de leur majorat. C'était le cas dans la famille de Cevallos y Monterde de *Leon*, dont l'aîné s'intitulait : *Conde de la presa de Jalpa.*

notoriété que la récolte du maïs n'y est jamais assurée, et que ce n'est pas à la nature du sol qu'on doit en attribuer le motif, mais bien à la rareté des pluies, pendant cette saison. Si les eaux du *temporal* sont abondantes, comme cela arrive, moyennement chaque 7 à 8 ans, la fertilité y est surprenante, et le maïs donne lieu à des moissons prodigieuses. Du reste, notre sol a passé de tout temps pour très propre à la culture du piment commun et notre bassin pour le grenier de la République, concernant cette denrée. Les pluies s'établissent franchement en juillet et finissent en septembre. Quant à nous, nous sommes très souvent simples spectateurs des phénomènes qui les précèdent : nous les voyons s'amonceler et tomber sur les montagnes voisines. Rarement favorisés de leur visite, nous sommes assez heureux, néanmoins, de profiter des changements qu'elles opèrent sur l'air atmosphérique.

Nous omettons à dessein de nous étendre sur le compte des mois de février, mars, avril, août, septembre, octobre et novembre; nous les considérons comme venant se scinder au contact des deux saisons que nous avons établies précédemment, l'hiver et l'été, la saison sèche et la saison pluvieuse.

Les vents qui prédominent à San-Luis et ses environs dérivent de l'Est. Ce sont les vents *alisés*, qui forment la brise que nous avons déjà signalée, tantôt isolés, tantôt combinés au nord, ou bien tournant plus ou moins au sud. — Ces vents ne diffèrent en rien de ceux qu'on sait exister comme généraux dans la zône torride, à certaines heures du jour. Lorsque ces vents d'Est passent ou plutôt se combinent avec les vents du Sud, ils sont pour notre ville ce qu'est le vent d'*Autan* pour les régions méridionales de France; quand, au contraire, ils tournent au Nord, ils constituent un air frais, ou bien des ouragans furieux si redoutés par les marins sur les côtes et dans toute l'étendue du golfe du Mexique depuis le mois de novembre jusqu'à la mi-avril.

Vers la fin de février, les vents d'Est Sud-Est soufflent régulièrement toutes les 24 heures; ils commencent cinq à six heures après le lever du soleil et ne s'apaisent qu'à la chute du jour. Si nous tenions à ressusciter le langage républicain, nous pourrions dire que nous avons aussi notre mois de *ventôse*, mais comme nous voulons nous conformer aux goûts des habitants et que ces vents coïncident d'ailleurs avec le carême, nous les nommons avec eux vents-de-carême (*vientos cuaresmeros*).

Les vents d'Ouest se montrent à l'approche d'un orage, annoncent la tempête dans la saison humide, et s'apaisent à l'apparition des premières gouttes de pluie. Ils seraient plus véhéments, sans doute, si nous n'étions abrités par les dernières chaînes de l'étage supérieur, qui nous séparent du versant occidental des Cordilières. — Hors cette condition qui peut opérer des changements notables dans la température de notre climat, nous ne pensons pas que le médecin topographe tire un grand parti de l'inclinaison des montagnes par rapport à l'horison, de leur élévation particulière, lorsqu'il s'agira de traiter la topographie médicale de la vallée de notre ville.

Les volcans disséminés à la surface du globe tendent à augmenter la chaleur propre de la terre; on doit en tenir compte lorsqu'il en existe, ou bien le noter lorsqu'il n'y en a pas. Or, dans les environs immédiats de l'Etat de San-Luis, nous n'en connaissons pas qui soient en activité, ils sont tous éteints aujourd'hui; mais la nature des roches, la présence d'eaux thermales, et les divers états sous lesquels on retire les métaux précieux du sein de nos mines prouvent que cette partie des hautes terres du Mexique a dû subir des influences volcaniques considérables, et cela à une époque peu éloignée de nous. — Si l'opinion accréditée parmi ces habitants qui attribuent l'origine des tremblements de terre à la présence de volcans en ignition est vraie, nous n'avons pas lieu de nous en préoccuper beaucoup. — Laissons à la géologie le soin de porter ses lumières sur cette question qui est de son domaine, et contentons-nous d'indiquer que dans l'espace de dix ans, nous n'avons ressenti que deux ou trois tremblements qui paraissaient liés aux phénomènes négatifs de certains cratères en mouvement situés à une distance de plus de 100 lieues. — On eût dit, avant l'apparition de toute espèce de trépidation ou d'oscillations terrestres, que ces volcans ne donnant plus de signes extérieurs, ne fonctionnaient plus et qu'ils avaient complètement disparu. Eh bien, nous a-t-on dit, c'est le contraire qui arrive, c'est au calme apparent des cratères qu'on prévoit que les tremblements sont à redouter. Au demeurant, on nous citait ces commotions comme un grand événement, mais jamais comme pouvant inspirer des craintes sérieuses à notre population.

Du milieu de ces éléments divers, du concours de ces conditions extérieures surgit un climat sujet à des variations infinies. Le croirait-on, pourtant, l'acclimatement y est facile. — L'européen n'éprouve à son arrivée aucune altération dans la santé, s'il a eu le bonheur d'échapper aux causes morbifiques, soit pendant son séjour au port de son débarquement, soit en passant à travers les terres basses, marécageuses et malsaines, surtout au temps des pluies.

Lors des grandes chaleurs et pendant la saison humide, les côtes du golfe dans toute l'étendue de la zône sont insalubres, les eaux stagnantes, les esterres nombreuses y vicient l'air par leurs effluves malfaisants, et portent avec elles la source du typhus d'Amérique, des fièvres malignes aux types rémittent et continu, ou tout au moins, des fièvres intermittentes dont la durée peut mettre les jours des malades en danger, et dont les suites donnent trop souvent lieu à des convalescences pénibles. Nous avons eu occasion de voir tant de commerçants, tant de muletiers surtout, réclamer nos soins, à leur arrivée des basses terres ou quelques jours après un voyage à la côte, que notre opinion est fermement arrêtée à cet égard. Que de fièvres pernicieuses se terminant par la mort, que de fièvres à intervalle apyrexique, entraînant après elles des engorgements spléniques d'un volume démesuré, viennent confirmer notre assertion aux praticiens des étages supérieurs du Mexique. — Quel est celui de nos confrères un peu répandu dans l'une des populations qui y sont fondées, qui ne partage notre manière de voir? Nous sommes persuadé que leurs observations viendraient au besoin confirmer entièrement les nôtres.

Nous ne complèterions pas notre pensée touchant l'acclimatement de l'européen dans les hautes terres de cette partie de l'Amérique méridionale, si nous ne faisions connaître aux lecteurs de ce travail, que les jeunes gens arrivés là d'un point quelconque de l'ancien continent, sans avoir été atteints de la fièvre typhoïde, sont très-exposés à en être attaqués pendant la première ou la seconde année de leur séjour. Les symptômes en sont d'autant plus graves et les conséquences d'autant plus périlleuses, que l'invasion se manifeste à une époque plus rapprochée de celle de leur débarquement. Dès 1836, nous dirigeâmes nos observations sur cette affection spéciale des glandes de Peyer, et tout nous porte à nous ranger à l'avis des observateurs qui ont écrit que la fièvre typhoïde n'attaque jamais deux fois le même individu, et si l'on voit quelques écrivains émettre une assertion contraire, nous craignons qu'ils s'en soient laissé imposer trop facilement par le dire de leurs malades, ou d'autres personnes peu faites à l'art d'observer.

Les affections catharrales produites, comme nous l'avons énoncé plus haut, par le passage des environs de la côte à un des étages supérieurs, cèdent aisément au repos et aux soins dirigés d'une manière méthodique, pourvu que les organes pulmonaires ne portent pas de traces sérieuses de tubercules latents. Ce fait est aussi constaté. Mais, si un germe d'affection organique existe dans ce viscère, la transition favorise son développement, la tuberculisation marche avec une rapidité effrayante, et parvient en peu de temps à sa dernière période. Cette proposition s'étend du reste dans toute son étendue aux phtysies pulmonaires locales, heureusement rares chez nous; ce qui nous fait regarder ce climat comme la pierre de touche des maladies tuberculeuses.

Nous allons énumérer succinctement plutôt que décrire certaines maladies qui prédominent dans notre contrée, ou s'y montrent sous forme épidémique.

Nous avons vu peu d'épidémies sur les hautes terres du Mexique depuis quinze ans que nous y fixâmes pour la première fois notre résidence. Le choléra y fit des ravages affreux en 1834; peu de familles traversèrent cette épidémie sans avoir eu à déplorer la perte de quelqu'un des leurs. Il sévissait pour la seconde fois, à notre départ (mars 1850), dans plusieurs villes secondaires de de notre Etat, mais il ne se présentait pas avec le même caractère de gravité. Des nouvelles toutes récentes sont venues confirmer nos prévisions là-dessus. La mortalité n'a pas été aussi considérable qu'en 1834 (1).

Les fièvres éruptives ont régné à divers intervalles pendant cette même période; la rougeole et quelques cas de scarlatine en 1838 et 1848, la petite vérole en 1840, pendant un voyage que nous fîmes aux Etats-Unis et en France. — L'épidémie rubéolique de 1848 eut lieu en hiver et coïncida avec le froid le plus rigoureux que nous ayons éprouvé dans ce pays. Aussi donna-t-elle lieu, dans beaucoup de cas, à des métastases mortelles; il est aisé de concevoir en effet que cela doit arriver dans un pays où rien n'est prévu pour se prémunir contre la rigueur d'une saison à laquelle on ne s'attend pas.

Nous avons à noter une épidémie de Syaladénite (oreillons) dont un grand nombre de cas se présentèrent à notre pratique

(1) Le *Trait-d'Union*, journal français, qui paraît à Mexico et qui ordinairement est bien renseigné, porterait le nombre des victimes à 1,500 ou 2,000 dans l'Etat de San-Luis. Je saisis avec empressement cette occasion, pour rendre un juste tribut d'éloges au fondateur et rédacteur en chef de ce journal, mon estimable ami, M. Masson. Sentinelle de la civilisation dans ces contrées, toujours aux aguets de ce qui touche de près ou de loin le bien-être de la population française dans cette République, cet écrivain défend, avec autant d'énergie que de dignité, tous ceux de nos compatriotes qui sont lésés dans leurs intérêts, implore des secours pour les malheureux lorsqu'il en trouve, et prêche sans cesse l'harmonie qui doit régner entre les citoyens d'une même nation. Car, qu'on le sache bien, en général, sur la terre étrangère, chez les âmes bien nées, l'opinion politique se tait quand la nationalité parle.

Outre ce lien si bien formulé par le *Trait-d'Union*, notre colonie possède à Mexico une église desservie par un ecclésiastique d'origine française, une caisse d'épargne, une société de bienfaisance, etc. Mais ce qui domine toutes ces bonnes choses, c'est un homme aux manières distinguées, poli à l'égard des étrangers, toujours accessible pour ses nationaux; tout le monde comprend que c'est le ministre de France, M. Le Vasseur.

en 1836. — Cette maladie toute idiopathique attaqua de préférence les sujets qui dans les deux sexes se trouvaient aux approches de la puberté, ou qui avaient dépassé ce terme de 3 ou 4 années seulement. Les symptômes concomittants ou les metastases de cette phlegmasie parotidienne, s'irradièrent principalement sur les organes de la génération ; de là des orchites, des ovarites, rarement des engorgements morbides des glandes mammaires et des congestions vers l'utérus ou ses annexes. Nous ferons la remarque à l'adresse de ceux qui feront de la Syaladénite la matière de leurs recherches, que, durant cette épidémie sans conséquences, des fièvres typhoïdes très nombreuses et d'une extrême gravité nous ont offert le contraste le plus frappant dans la constitution médicale des hautes terres.

D'après les prémisses posées précédemment, il est facile de prévoir que les plegmasies des voies respiratoires, quelque soit d'ailleurs le caractère qu'elles revêtent, sont fréquentes dans notre région. Depuis le simple coryza jusqu'à la coqueluche inclusivement, elles s'y observent toutes dans la pratique journalière. La coqueluche est aussi tenace là que partout ailleurs, et d'une durée aussi désespérante pour le médecin que pour le malade et pour ses parents. — Le croup proprement dit ne s'y manifeste pas à notre connaissance ; constatons cependant que certaines angines nerveuses, inflammatoires isolées, simples ou compliquées de scarlatines graves, ont pu faire prendre le change quelquefois aux jeunes praticiens par leur marche insidieuse et le mode de leur terminaison.

Les pneumonies et les pleurésies que nous réunissons sous le terme générique de fluxions de poitrine ou comme on les appelle dans les colonies espagnoles, points de côté (*dolores de costado*) sont communes en hiver. Elles sont victorieusement combattues par la médication antiphlogistique ; nous pouvons dire même en toute assurance que les inflammations du parenchyme et des enveloppes pulmonaires, y compris les rhumatismes aigus, sont de toutes les maladies, celles qui ont déversé entre nos mains les plus incontestables succès en faveur de la médecine physiologique.

A propos de rhumatismes, les Mexicains aborigènes les traitaient, lorsqu'ils avaient passé à l'état chronique, au moyen des bains de vapeur que les Espagnols rencontrèrent bien établis dans cette contrée d'Amérique, lors de la conquête. Les *Thémascalis*, tel est le nom de ces bains de vapeur, étaient employés par les anciens habitants, contre les rhumatismes, les dermatoses et les obstructions (vieux style) conséquences d'accouchements laborieux et de phlegmasies organiques, etc. Ils sont encore en honneur dans le pays, mais beaucoup moins qu'autrefois.

Nous avons peu d'affections organiques du cœur, presque pas d'épanchements thorachiques séreux, qui en sont la suite ou les symptômes. — Nous avons fait la même observation touchant les anévrismes des artères d'un gros calibre ou de moyenne dimension, et les tumeurs variqueuses de toute espèce.

Les organes digestifs nous offrent sous le rapport nosologique, un tout autre intérêt. L'inflammation aigue de l'estomac est l'apanage de ceux de nos habitants qui se livrent à l'usage des boissons fortes; la gastrite chronique, des hommes adonnés à l'ingestion continuelle d'aliments condimentés au piment ou poivre de la Jamaïque, et la gastralgie est propre aux femmes nerveuses. — Les gastrites et les gastralgies sont de toutes les saisons, les embarras gastriques et les fièvres bilieuses se montrent aux approches des grandes chaleurs, ou éclatent sous leur influence.

C'est aussi au retour de la saison des pluies, des orages et des chaleurs, qu'on voit reparaître, tous les ans, une infinité de diarrhées et de dysenteries dont le vulgaire attribue la manifestation à l'usage des fruits de mauvaise qualité. Nous pensons, pour notre compte, que cette cause peut apporter son contingent dans leur détermination ; mais qu'il faut tenir en grande considération l'époque de l'année qu'elles choisissent pour leur complet développement (juin et juillet). — Passées à l'état chronique, l'une et l'autre se prolongent indéfiniment.

La méthode antiphlogistique n'a pas répondu à nos espérances dans le traitement des diarrhées et des dysenteries. Pour être juste, il faut avouer que bon nombre de diarrhées ont été enrayées par les émissions sanguines locales; mais évidemment, dans la thérapeutique de la grande majorité des dysenteries, les extractions de sang ne conviennent pas, elles sont même plus nuisibles qu'utiles. — A l'exemple des médecins du pays de l'ancienne école, nous n'avons recours depuis 1841, aux déplétions sanguines que fort exceptionnellement.

Dès le début de la maladie, à moins que les symptômes inflammatoires ne soient intenses, et ne se rapportent à un sujet éminemment pléthorique, ils font prendre hardiment un vomitif ou un purgatif composé de quelque sel neutre. Ils le répètent le lendemain, à une dose moindre, si l'état des selles n'a pas changé (1). Pour nous, nous avons eu à nous louer dans bien des cas de dysenteries bilieuses, car il est entendu que ce sont celles-là qui prédominent dans notre rayon, de l'emploi de l'ipéca administré suivant la méthode brésilienne, c'est-à-dire pendant deux et trois jours consécutifs. — Quant au régime diététique, il ne diffère en rien de celui qui est prescrit par tout médecin raisonnable. — Les préparations opiacées astringentes ou toniques sont les médicaments accessoires indispensables.

Si nous nous mêlions de faire de l'érudition, ce n'est pas le lieu, nous n'irions pas loin sans voir que cette méthode n'est d'aucun de nous. Elle appartient toute entière à nos devanciers; Stoll, Sydenham, etc., nous en montreraient bien long sur cette matière. Nous l'avons adoptée, ni plus ni moins.

La réserve que nous mettons à extraire du sang dans les dysenteries s'étend au traitement des fièvres typhoïdes. Les observateurs impartiaux conviennent aujourd'hui, qu'il est difficile, pour ne pas dire impossible, de prévoir dès l'abord d'une fièvre quelconque, si elle prendra dans sa marche le caractère typhoïde ou tout autre. Il est clair, partant, que le traitement de la fièvre

(1) Tel est, à de légères modifications près, le mode de traitement suivi par notre vénérable ami le Dr Chabert, dont les observations dans ces parages sont justement appréciées.

à son début est subordonné aux symptômes qu'elle présente, abstraction faite des variations qu'il faudra lui faire subir, à mesure que des phénomènes nouveaux en dévoileront la nature ou le point de départ. La fièvre venant en définitive à revêtir les caractères propres au typhus ou ses analogues, nous nous abstenons à son égard, de toute émission sanguine, et nous croyons même que les médecins des pays chauds sont de notre avis.

Les maladies du foie, soit aigues, soit chroniques, les concrétions biliaires nous paraissent être, chez nous, le partage en général des personnes qui, par leur position sociale, sont forcées de passer une partie de leur vie en voyage ou qui s'exposent à des degrés divers d'une température extrême, tels que les marchands forains, les mineurs, etc., qui forment la partie nomade de notre population. Ne négligeons pas de faire la part qui lui revient, à cette circonstance savoir, que les mineurs s'adonnent par trop à l'usage des boissons alcooliques. Que n'avons-nous le loisir de vous servir de *Cicerone* pour visiter les travaux exécutés dans le sein d'une mine en activité. A une profondeur de 250 à 300 mètres au-dessous du niveau du sol, vous voyez dans des excavations (*labores*) de quelques pieds carrés, presqu'entièrement privées d'air respirable, des hommes littéralement nus travailler sans relâche pendant huit à dix heures, sous une température de 25 à 30 degrés R.; calculez et dites-nous, si vous le pouvez, quelle sera la quantité en moyenne de liquide perdu pour l'économie animale, car la sueur ne cesse, pendant ce laps de temps, de ruisseler en nappes de tous les pores des exhalants cutanés. Mais ce qu'il vous sera facile de deviner, c'est que tous ces mineurs, à peu d'exceptions près, meurent à la fleur de leur âge.

Parmi les maladies les plus communes des voies urinaires, on remarque leurs plegmasies, notamment celle du col de la vessie avec ou sans engorgement de la prostate et les retrécissements du canal de l'urêtre. Les concrétions calculeuses ou tophacées à éléments uratés sont rares. — Nous avons peu de calculeux et peut-être pas de goutteux parmi les indigènes. Leur sobriété les met à l'abri de cette affection.

Le cerveau avec ses dépendances et ses membranes n'est pas plus souvent attaqué sur le plateau du Mexique chez les adultes qu'il ne l'est en Europe. — Ces maladies présentent les mêmes symptômes et cèdent aux mêmes moyens curatifs. C'est à la suite de l'inflammation des méninges et des phlegmasies gastro-intestinales, y compris le carreau, que succombent les neuf dixièmes des enfants qui y meurent avant d'avoir atteint l'âge de six ans.

On observe proportionnellement moins d'aliénés qu'en France, dans ce pays qu'agitent sans cesse les révolutions, et malgré les informations que nous avons puisées à des sources authentiques, cette vésanie ne paraît avoir aucune prédilection pour les personnes employées aux travaux des mines. Nous ne savons même pas d'où proviennent les renseignements d'après lesquels certains auteurs ont écrit et propagé cette erreur.

Le goître et le crétinisme y sont connus; mais il n'existe pas, que nous sachions, de région sur les hautes terres où ces deux infirmités règnent comme *endémiques* ou en proportions telles qu'elles méritent, de notre part, une mention spéciale.

Nous avions énoncé en 1838, dans un rapport déjà cité plus haut, que les maladies de l'utérus étaient très communes à San-Luis-Potosi, et ses environs. Douze années de plus et les cas variés qui se sont présentés à notre pratique, ne servent qu'à confirmer ce que nous disions à cette époque. Notre qualité de médecin étranger dans ces contrées, et les quelques connaissances que nous devions aux leçons de Dugès à Montpellier et de Lisfranc à Paris, nous ont attiré la confiance d'un grand nombre de malades. Toujours est-il que depuis le simple catharre utérin jusqu'au squirre ulcéré et le cancer du col de la matrice, ces affections y font traîner, à bien des femmes, une pénible existence. — Mais, il faut leur rendre justice, elles les supportent avec une résignation vraiment digne d'éloges. — Nous indiquons pour mémoire les maladies puerpurales graves qui s'éloignent beaucoup de la proportionnelle d'Europe.

A l'exception des Syphilides, les dermatoses sont rares dans notre Etat, mais pendant un long séjour que nous avons fait dans un bassin du plateau appartenant au versant occidental des Cordilières, éloigné de San-Luis d'environ 40 lieues, nous avons pu faire l'étude pratique des maladies cutanées sous des variétés infinies de formes. Dans toute l'étendue de ce bassin (*el bajio du Mexique*), la température est plus élevée, le sol plus humide que celui qui sert d'assiette à San-Luis. La vaste plaine qui en forme une vallée de 50 à 60 lieues de long est exposée aux vents d'Ouest et presqu'entièrement abritée des vents d'Est par une longue chaîne de Cordilières qui la bornent de ce côté. Il y existe une petite localité peuplée de cultivateurs, chez lesquels la lèpre tuberculeuse presque inconnue en Europe, est regardée comme endémique. Malgré les prétendus spécifiques que le vulgaire préconise contre cette affreuse dermatose, l'Éléphantiasis des grecs n'en reste pas moins rebelle, et n'en fait pas moins de progrès rapides lorsqu'il a opéré son éruption. L'usage des préparations arsénicales, vantées par des praticiens étrangers, n'a eu aucun bon résultat entre nos mains; nous croyons avoir ralenti sa marche, chez certains sujets, par l'emploi de l'iode administré à l'intérieur. Au demeurant, nous ne connaissons pas un cas avéré de guérison radicale.

Le *favus* (teigne vraie) ne s'est montré à nous qu'une fois dans l'espace de dix ans. Cette dermatose doit être excessivement rare, ou peut-être même n'envahit-elle pas les sujets de race cuivrée, car l'enfant qui nous a fourni cet exemple unique appartenait à la race blanche. Il était âgé d'environ dix ans, et se trouvait attaché à une compagnie d'acrobates anglo-américains qui colportaient de ville en ville leur industrie ambulante. Nous émettons cette indication à l'usage des médecins que leur position met à même de vérifier ce fait, et nous en donnons avis aux dermatologues qui feraient consister le favus dans la dégénérescence de la syphilis ou dans le développement d'un parasite particulier. Nous ne saurions prétendre que ce fait, émané d'une observation isolée, prenne rang de vérité dans la science; il est prudent d'attendre que d'autres observateurs fassent, à ce propos, des remarques identiques.

La pustule maligne se manifeste fréquemment chez les agriculteurs, les bouviers à la campagne, chez les corroyeurs et les peaussiers en ville.

L'hydrophobie y est rare; nous n'avons eu dans l'espace de douze ans l'occasion d'en observer que deux cas bien avérés. Dans les deux, la rage confirmée, l'inoculation du virus rabiéique datant déjà de plusieurs jours, s'est montrée rebelle aux ressources de l'art.

Enfin, pour clore la nomenclature des maladies qui sévissent de préférence dans notre contrée, nous devons signaler certaines affections des yeux, comme l'ophtalmie catharrale et rhumatismale chez l'adulte, et notamment l'ophtalmie purulente des nouveaux-nés. Cette dernière y prend quelquefois le caractère épidémique; nous nous sommes pénétrés que pour obvier à la cécité qui en résulte souvent, l'ophtalmologiste ne doit pas balancer, après avoir jugulé la période inflammatoire, de recourir à l'usage du nitrate d'argent en dose et sous forme convenables.

Quant aux affections nerveuses, elles ne paraissent pas se montrer chez nous plus fréquemment que dans le reste du plateau. Elles y cèdent en général à l'usage des préparations de quinquina, pourvu qu'elles présentent dans leur cours quelques moments de relâche. On ne saurait trop en recommander l'emploi dans les névralgies intermittentes; et, sauf meilleur avis, les valérianates, dont l'entrée dans le domaine de la thérapeutique est récente, devront être soumis encore à un grand nombre d'essais, avant d'atteindre le rang qu'occupe l'écorce péruvienne.

Nous avons déjà noté avec quelle facilité les plaies récentes, résultat de blessures simples, se cicatrisent sous le climat des étages supérieurs du Mexique. Qu'il nous suffise d'ajouter que les opérations de haute chirurgie, telles que les amputations du sein, des membres, la taille, etc., y réussissent en général. Nous y connaissons à peine, parmi les phénomènes traumatiques, le tétanos, cet accident redoutable, qui, dans quelques régions de la zône torride, vient s'opposer au succès de l'opération la plus brillante et la mieux indiquée. Nous avons même rarement contre nous la phlébite, qui, en pareil cas, se manifeste avec tout le cortège de symptômes dûs à la résorption purulente sous les parallèles les plus favorisés. Ce n'est pas à dire que nous ne l'ayons observée principalement à la suite d'accouchements laborieux, de délivrances artificielles, et laissant à sa suite ces *phlegmatia alba dolens*, si rebelles à nos moyens médicaux.

Nous désirerions terminer ce premier extrait des notes d'outre-mer, par l'indication de quelques végétaux qui croissent sous nos murs; mais ce sujet nous entraînerait trop loin.

Faisons une exception en faveur du faux jalap (mirabilis jalapa), qui, sous le nom de *maravilla*, se propage abondamment dans notre vallée. Sa racine est bien inférieure à celle du vrai jalap, pour ses propriétés purgatives. Pendant notre service, comme médecin intérimaire à l'hôpital militaire de San-Luis, nous nous sommes assuré que la dose de deux gros suffit à peine pour produire les effets qu'on obtient à l'aide de 30 à 36 grains du vrai jalap, circonstance pour laquelle cette racine est généralement rejetée de la thérapeutique par les médecins du pays.

Les familles des labiées, des convolvulacées et autres appartenant exclusivement à la zône intratropicale, ne sont pas, à beaucoup près, aussi bien représentées dans notre bassin qu'elles le sont à quelques lieues de là; il faut, pour étudier ces familles dans toute leur richesse, se transporter dans les campagnes de ceux de nos départements qui se rapprochent plus de la côte.

Les solanées, à l'exception de celles qui pour leur accroissement réclament des lieux humides, habitent ou peuvent être cultivées en général dans notre contrée; aussi voyons-nous à côté du *datura stramonium*, plante ou arbrisseau, se propager la douce amère, la jusquiame, la belladone, la mandragore, etc., sans revenir sur le piment dont nous nous sommes entretenus dans le cours de ce travail (1). Les indigènes mangent impunément les fruits de plusieurs d'entre elles, et notamment les baies du *Jaltomate* (*suracha dentata*, *atropa dentata Sprengel*).

Nous avons trouvé, non sans quelque surprise, établi à San-Luis, l'usage d'une variété de chanvre que les prisonniers fument, de temps immémorial, en guise de cigarettes, pour s'étourdir de leur état et calmer les ennuis de la réclusion. Cette plante qui est connue, si notre mémoire n'est pas en défaut, sous le nom vulgaire de *marigouana*, n'est probablement que le *haschish*, la *majoun* de l'Indo-Chine. Elle se plaît beaucoup dans un sol chargé de sels nitreux, auxquels elle doit, d'après certains auteurs, le développement de ses propriétés hilariantes. Elle ne pouvait pas choisir de terrain plus convenable, car notre ville fait de l'exploitation du salpêtre une branche d'industrie.

Nous renvoyons les personnes désireuses d'acquérir des connaissances sur la phytographie de ces régions, aux ouvrages du docteur Hernandez, de Humboldt et Bonplend, aux belles planches de Ruiz et Pavon, et aux mémoires que M. Galeotti a fait paraître de concert avec M. Martens, dans les bulletins de l'Académie royale de Bruxelles. Nous recommandons notamment le beau mémoire concernant les fougères du Mexique.

Le docteur Schiede a laissé dans le journal de botanique, rédigé

(1) Cet opuscule n'était pas destiné au concours. Je m'étais proposé de me créer un titre aux yeux de la société; mais encouragé par l'honorable président et par quelques-uns des associés résidents, mes anciens condisciples, je me décidai à le présenter, quoique inachevé, vers la fin de mars dernier, avant l'expiration de l'époque fixée pour l'envoi des mémoires au concours. M. le secrétaire perpétuel en a donné un compte-rendu en termes flatteurs, et les commissaires lui ont décerné une mention honorable. Je remercie tous ces Messieurs de leurs bons procédés à mon égard.

La quantité et l'hétérogénéité des matériaux réunis dans cette bluette médicale, m'ont empêché de les traiter à fond ainsi que je l'aurais désiré. J'avais, d'un autre côté, en partant d'un pays qui fut long-temps ma patrie adoptive, pris l'engagement de lui léguer un souvenir de mon séjour; je n'ai pu m'en occuper sur les lieux, je m'acquitte très-imparfaitement de ma tâche aujourd'hui que j'en suis éloigné; je me suis appliqué à dire bien des choses en peu de mots, et puisse cette explication lui prouver toute ma reconnaissance. Je ne me tiens, cependant, pas quitte vis-à-vis de moi-même, et si ma santé et mes occupations me le permettent, je me dois de reprendre en sous-œuvre certains de ces matériaux, quelques-unes de ces questions, et de les élaborer d'une manière convenable.

par Schlechlendan de Berlin, des documents précieux, qui constatent la part qu'il a prise dans la découverte d'un grand nombre d'espèces nouvelles, et la peine qu'il s'est donnée pour fixer les caractères encore indéterminés de beaucoup de genres. Enfin, la société linnéenne et la société d'horticulture de Londres enrichissent sans cesse leurs collections, par l'expédition de plantes qu'on leur fait tous les ans de ces contrées.

De même que les confins du littoral, les hautes terres possèdent de nombreuses sources d'eaux minérales. Variables pour leur température et leur composition, elles n'ont pas encore été analysées dans leurs éléments minéralisateurs d'une manière sérieuse. Ce qui n'empêche pas que, leurs effets thérapeutiques connus, on ne dirige, tous les jours, les malades aux thermes qui leur sont indiqués. Il en existe plusieurs à 10, 12, 20 et 40 lieues de notre capitale.

Pour ne pas prolonger davantage les instants que vous avez bien voulu nous accorder pour entendre la lecture de ce travail, nous bornons notre aperçu aux quelques pages qui précèdent. Le titre qu'il porte dénote ce qu'il est, des jalons jetés çà et là, un canevas immense, en un mot des notes à consulter par tout autre qui voudra, plus tard, faire sur ce sujet un travail de longue haleine.

ERRATA.

Page 7, ligne 9, lisez *Ouest* au lieu de *Est*.
Page 33, ligne 33, lisez *le* au lieu de *les*.
Page 41, ligne 5, lisez *septentrionale* au lieu de *méridionale*.

BIBLIOTHEQUE NATIONALE DE FRANCE
3 7502 01756102 0

www.ingramcontent.com/pod-product-compliance
Ingram Content Group UK Ltd.
Pitfield, Milton Keynes, MK11 3LW, UK
UKHW031057260726
13965UKWH00006B/1584

9 782012 991323